CONSIDÉRATIONS

SUR UNE

ÉPIDÉMIE DE VARIOLE

QUI A RÉGNÉ A L'HOTEL-DIEU EN 1838,

SALLE 2

(SERVICE DE M. MARION);

PAR M. MAHOT FILS, D.-M.-P.

Il n'est pas besoin de remonter à une époque bien re-
culée, pour arriver à celle où chaque année, pour ainsi

1

dire, de meurtrières épidémies de variole venaient au milieu de nous décimer les populations. Cette terrible maladie, l'une des plus effrayantes qui puissent atteindre l'espèce humaine, n'avait égard ni à l'âge ni au sexe; tous apportaient pour ainsi dire en naissant une tache originelle qu'il leur fallait laver; chacun devait à un âge plus ou moins avancé, prendre part au combat à mort que cette affreuse maladie venait livrer dans sa ville ou dans son village, et si parfois il en revenait vivant, souvent aussi il en sortait mutilé, défiguré, et la peau criblée de cicatrices indélébiles et difformes.

Maintenant, il n'en est plus ainsi; et grâce à la découverte Jenner et à la disparition progressive des préjugés qui s'étaient élevés de toutes parts contre la vaccine, c'est aujourd'hui une chose presque rare qu'une épidémie de variole.

Quoique les faits que nous allons vous mettre sous les yeux ne soient pas assez nombreux pour qu'on puisse sans restriction donner à leur ensemble le nom d'épidémie; cependant on doit les considérer, je crois, comme constituant une épidémie très-circonscrite et bornée pour ainsi dire à une salle d'hôpital.

Voici quel fut l'historique de la maladie :

Le 25 avril 1838 entra à l'Hôtel-Dieu, salle 2, service de M. Marion, un jeune homme atteint depuis 4 jours d'une petite-vérole confluente, non vacciné, arrivant de Rennes, où régnait une épidémie varioleuse. Au bout de dix jours, le 30 avril il mourut.

Le 4 mai, un malade convalescent de pneumonie, non vacciné, présenta des accidents singuliers, qui furent suivis d'une éruption pustuleuse discrète.

Le 24 mai un troisième, aussi lui convalescent de pneumonie, vacciné, couché dans un lit voisin du précédent, offrit les premiers symptômes d'invasion de la variole, qui, dans ce cas, se termina comme une varioloïde.

Enfin, le 26 mai, une variole confluente débuta chez un quatrième malade entré dans la salle 2, le 15 mai. Ce fut dans cette salle le dernier cas que nous eûmes occasion d'observer. Dans le service de M. Fouré, on reçut deux militaires atteints de varicelle légère contractée à la caserne, par conséquent tout-à-fait en dehors de l'épidémie qui nous occupe.

Dans les autres services, il n'entra aucun varioleux ; seulement, par suite des communications qu'ont entre elles les salles, il se déclara un cas de variole très-légère dans le service de M. Pélerin ; et, dans celui de M. Lafont, un enfant de quatre ans, teigneux, non vacciné, qui passait la journée à courir de salle en salle, fut atteint vers la fin de juin, et succomba 8 à 9 jours après.

Telle fut la marche de la maladie. Nous commencerons d'abord par exposer les observations que nous avons recueillies, puis nous les ferons suivre des réflexions que leur lecture nous aura suggérées.

Observation première.

Héleau Julien, 18 ans, vitrier, non vacciné, à Nantes depuis le 19 avril 1838, venant de Rennes où régnait une épidémie de variole. Le 21 et le 22 avril, malaise général, céphalalgie, envies de vomir, forte courbature. Le 23 apparition d'une éruption, les accidents s'aggravent. (*Saignée de bras, sinapismes.*)

Entré à l'Hôtel-Dieu le 25, son état offre à noter ce qui suit :

Eruption sur toute la peau de petites pustules entourées d'une auréole rouge, très-nombreuses aux mains et surtout au visage. Pouls développé, un peu accéléré, langue rouge, douleurs abdominales augmentées par la pression, céphalalgie, déglutition douloureuse. (*b.llon gs.*)

26 *avril.* L'Eruption se multiplie, la peau se gonfle davantage. (*Même prescript.*)

27 *avril.* Sur la langue, la voûte palatine et le pharynx, pustules varioliques plus petites et moins bien dessinées qu'à la peau, gêne extrême de la déglutition, céphalalgie augmentée, pouls 90. (*b.llon gs.*)

28 *avril.* Voix rapeuse, étouffée, toux fréquente,

crachats muqueux, oppression, râle muqueux, pustules très-confluentes à la face, larges, aplaties, grisâtres, gonflement considérable des tissus cutanés, pouls 84. (*b.llon gs. gg émol.*)

29 *avril.* *D. gs. gg avec oximel* 3ij. Dans la journée, oppression très-forte, teinte violacée de la peau dans les sillons intrà-pustulaires, délire.

30 *avril.* Le délire persiste, râle muqueux et trachéal, une seule selle depuis l'entrée du malade, pouls 92, passablement résistant, face moins gonflée, violacée. (*Saign. bras 8 onces, sangs. XL aux oreilles.*—Mort à midi 1/2.)

Autopsie, 22 heures après la mort.

Examen des pustules. — Sur une des pustules, on enlève l'épiderme au moyen d'une section circulaire faite à sa base; il s'écoule un peu de sérosité; on aperçoit alors une substance muqueuse comme gélatineuse, qui se déchire sans offrir pour ainsi dire de résistance. Au-dessous se trouve le derme, légèrement saillant et rouge : à la loupe, on y remarque de petites taches foncées, formant une injection ponctuée sur les parties d'un rouge plus clair qui les entourent; cette injection ponctuée disparaît par le grattage, qui enlève une couche rougeâtre, sanieuse. Le reste du derme a sa consistance ordinaire, la coloration rouge est tout-à-fait bornée à la surface.

Bouche. — Toute la surface interne de la bouche est d'un blanc mat. On n'y voit pas de pustules distinctes, mais elle est tapissée par un épais enduit caséeux.

Dans l'œsophage, même coloration; épythelium épais, comme macéré, ramolli, s'enlevant facilement, enduit caséeux moins abondant, pas de pustules. Au-dessous de l'épythelium, muqueuse saine.

Estomac sain. — Dans la moitié inférieure des intestins grêles, développement très-remarquable des follicules isolés et agminés, sans injection, ramollissement ou ulcérations. Dans le gros intestin, follicules isolés, semblables à ceux de l'intestin grêle, disparaissant dans le rectum.

Le foie est sain, la rate développée, non ramollie.

Appareil respiratoire. — Dans le larynx et la trachée, fausses membranes minces, molles, d'un blanc mat, formant des plaques dentelées, sur les bords desquelles des pustules isolées semblent indiquer dans les plaques une réunion de pustules confluentes. Au-dessous, muqueuse d'un rouge vif uniforme, non ramollie.

Les bronches offrent les mêmes lésions, l'exsudation blanche, pseudo-membraneuse, y devient de plus en plus mince, et disparaît au-delà de la 3.ᵉ division ; mais l'injection persiste jusqu'au moment où il n'est plus possible de suivre les tuyaux aérifères.

Pas de sérosité dans les plèvres. Sur le lobe supérieur des poumons, emphysème interlobulaire très-prononcé. Des lobules pulmonaires, d'autant plus nombreux qu'on se rapproche davantage de la base, forment des noyaux imperméables à l'air, rouges, ramollis, au milieu de parties tout-à-fait saines; ni tubercules, ni foyers purulents.

Système circulatoire — Une once de sérosité citrine transparente dans le péricarde ; le cœur, les veines, l'arachnoïde et le cerveau, sont sains.

Un fait remarquable dans cette observation, c'est la manière dont la mort survint. En effet, le 30, à l'heure de la visite, le pouls était encore assez développé pour que l'on jugeât à propos d'ordonner une saignée et une application de sangsues; à midi et demi, le malade était mort. Sydenham l'avait bien remarqué, lorsqu'il dit: « Cependant la frénésie survient, le malade s'agite et se tourmente beaucoup, et il est très-mal ; il urine souvent et peu à la fois; enfin, il meurt au bout de quelques heures, contre l'attente des assistants. »

Une autre circonstance curieuse, que je tiens de M. le D. Pihan-Dufeillay, qui avait soigné le malade avant son entrée à l'hôpital, c'est que, sur 5 ou 6 ouvriers de ses camarades, qui le soignèrent, aucun ne contracta la variole, quoique plusieurs n'eussent pas été vaccinés.

OBSERVATION DEUXIÈME.

Launais, François, cordonnier, 19 ans, non vacciné

constitution robuste, fut pris, dans la nuit du 15 au 16 avril, à la suite de quelques excès, de fièvre avec vive douleur dans le côté gauche, toux et expectoration de crachats sanguinolents. Il resta chez lui, sans faire aucun traitement, jusqu'au 23 avril, puis entra à l'Hôtel-Dieu.

Le 24, deux saignées de bras ; le 25, potion avec kermès, g. VIII, continuée jusqu'au 28 ou 29. Les symptômes morbides disparaissent, et, le 4 mai, le malade était à la veille de sortir, lorsqu'à 2 heures après midi, accès de fièvre avec frisson et céphalalgie.

Le 6 et le 7, pas de fièvre, sentiment de lassitude. — Le 8 et le 9, fièvre avec frissons, chaleur et sueur. Dans la nuit du 9 au 10, la fièvre continue, deux vomissements. Le 10 au matin, nausées, langue saburrale, abdomen douloureux, diarrhée, céphalalgie, pouls serré et fréquent. (*Sangs.* xxx, *épig.; cat. émol.*)

11 *mai.* — Depuis hier, éruption de petits points rouges, assez nombreux sur la figure, les membres et le prépuce, rares au contraire sur le tronc.

12 *mai.* — Depuis hier, les boutons ont pris du développement, déglutition facile, petites plaques rouges sur la muqueuse pharyngienne, peau halitueuse, pouls, 72. (*Verm. ys. bis ; 15 sangs. le matin, 10 le soir, sur le larynx.*)

13 *mai.* — Depuis 2 jours, pas uriné; pouls 84. (*Cat. émol. sur le bas-ventre.*) Dans la journée, émission facile d'urine.

15 *mai.* — Pas uriné depuis le 13, hypogastre non tendu, déglutition douloureuse, les pustules du pharynx sont blanches, pouls, 84. (*Sangs.* VIII, *larynx ; fumig. émol.*)

16 *mai.* — Hier, urines faciles; aujourd'hui, peau plus chaude, pouls 96, serré.

17 *mai.* — Pustules entourées d'un cercle rouge, surtout à la face : elles laissent dans cette région suinter une matière liquide qui se dessèche à l'air. Pouls 110.

19 *mai.* — Le suintement des pustules de la face con-

tinue , gonflement moindre. La gêne de la déglutition n'est presque plus sensible , les yeux parfaitement intacts, pouls 96.

21 mai. — A la face, pleine dessication ; sur les membres, une partie des pustules est humide, les autres desséchées, pouls 92.

24 mai. —Les croûtes se détachent.

7 juin.—Cicatrices peu profondes , un peu gaufrées, qui prennent peu à peu une couleur brunâtre.

Sorti le 25 juin.

Cette observation est une preuve que la petite-vérole peut se transmettre lors même qu'elle n'est encore qu'au début de la suppuration ; en effet, le sujet de notre première observation dans la maladie duquel celle du deuxième puisa nécessairement sa source, mourut lorsque ses pustules n'étaient encore que demi-transparentes. Un second fait qu'il est important de noter , c'est qu'aucun de nos malades ne gagna la variole par un contact immédiat avec les sujets infectés, attendu qu'ils étaient eux-mêmes retenus dans leur lit par leur convalescence encore imparfaite.

Une troisième circonstance remarquable, ce fut l'impossibilité où se trouva à deux reprises différentes notre malade , de rendre ses urines. Lorsqu'on explorait l'hypogastre, on ne trouvait pas de distension bien marquée de la vessie, on appliquait un cataplasme sur le bas-ventre, et, au bout de quelque temps, l'émission des urines avait lieu facilement , sans que le passage de ce liquide causât aucune douleur dans le canal de l'urètre. Quelquefois, dit Sydenham, il survient une suppression totale d'urine, surtout chez les jeunes gens , et cela dans la force ou même le déclin de la petite-vérole discrète.

Doit-on attribuer cette dysurie au développement des pustules dans le canal de l'urètre, je ne le crois pas, et je m'appuie sur ce que, dans ce cas, l'émission des urines eût été surtout douloureuse ; peut-être y avait-il ici spasme du col de la vessie, peut-être tout simplement diminution dans la sécrétion urinaire.

OBSERVATION TROISIÈME.

Calbet, Jean, 27 ans, vacciné, peu musculeux, entra à l'hôpital le 3 mai avec une pneumonie à gauche, datant du 30 avril, et pour laquelle il avait été saigné 3 fois. Figure altérée, hépatisation d'une grande partie du poumon; le 3 et le 4 mai, saignée de bras. A plusieurs reprises, potions stibiées, potions avec le kermès, deux applications de sangsues sur le côté. Enfin, le 24 mai, convalescence. Dans la matinée, à la messe, il éprouve beaucoup de fatigue, dans la soirée un peu de fièvre, épistaxis. — 25, même état, pouls 72, épistaxis.

26 *mai*. — Figure un peu bouffie, pouls 83, épistaxis, aucun symptôme pulmonaire.

27 *mai*. — Pouls 96, épistaxis. — 28 *mai*. — Il a paru depuis hier soir une éruption de petits boutons roses, vésiculeux, partout discrets, plus nombreux à la face, pouls 72. (*B.llon ; gruau ; gs. ; pot. g.*)

30 *mai*. — Toutes les pustules sont opaques, face légèrement gonflée, pouls calme, peau fraîche, douleur nulle part. Le pharynx n'offre aucune trace d'inflammation pustuleuse. (*Q. gs.*)

31 *mai*. — Pustules de la face légèrement humides, gonflement du visage plus marqué, peau fraîche, pouls apyrétique.

2 *juin*. — Croûte fort petite sur la plupart des pustules de la face, celles des membres restent dans un état stationnaire, le cercle rouge disparaît. (*Q. gs.*)

3 *juin*. — Sur les membres, quelques pustules desséchées, la plupart flétries, ridées, demi-vides, à surface sèche, pas la moindre tension à la peau (*Mq. gs. bis.*)

7 *juin*. — Petites croûtes des pustules en grande partie tombées, au-dessous d'elles, légère saillie de la peau d'une couleur rose.

Sorti le 12.

Nous ferons remarquer, dans ce cas, le peu de gravité des symptômes, le pouls s'accéléra un peu dans les jours qui précédèrent l'éruption, mais aussitôt

après la sortie des pustules, il devint tout à fait apyrétique, et ne reprit point un caractère fébrile à l'époque de la suppuration. C'est là un des signes donnés par
les auteurs comme servant à distinguer la variole de la
varioloïde. Nous appellerons en outre l'attention sur l'ab-
sence d'inflammation pustuleuse dans le pharynx ; enfin,
sur la rapidité avec laquelle marcha l'éruption.

OBSERVATION QUATRIÈME.

Gautret, 21 ans, peintre, constitution forte, non
vacciné, fut atteint le 7 mai de coliques saturnines avec
douleurs vives dans les membres. Après avoir été traité
quelques jours chez lui, il entra à l'hôpital le 15 mai.
Le 25, les coliques avaient disparu, mais les douleurs
des membres persistaient avec leur violence première.

26 *mai*. — (*Bain de barège*.) — Pendant le bain
céphalalgie très-forte, qui se dissipe peu d'instants après
le retour du malade à son lit.

27 et 28 *mai*. — Frissons dans les reins et le dos,
potion avec l'alun, qui excite des coliques.

29 *mai*. — Douleurs des membres très-vives, abdomen sensible à la pression, céphalalgie vive, pouls
108. Dans la journée, chaleur à la peau, éruption d'un
grand nombre de boutons.

30 *mai*. — Face animée, couverte de petites pustules rouges ; sur les membres, éruption moins apparente.
Grand nombre de petites taches sur la muqueuse du
pharynx, déglutition accompagnée d'une chaleur brû-
lante, céphalalgie vive, pouls 108. (*B.llon, gs., sangs.*
10 *sur le larynx*.)

Dans la soirée, déglutition plus facile ; pendant la
nuit, elle redevient douloureuse.

31 *mai*. — Face rouge, un peu gonflée, pouls 108,
petit, serré, agitation, céphalalgie. (*Lait ; b.llon ; sangs.*
10 *larynx ; application de taffetas d'Angleterre sur
toute la face*.)

Lorsqu'il est redevenu sec et dur, le malade en éprouve
beaucoup de gêne.

2

1.er *juin*. — Le matin, déglutition facile, l'application de taffetas rend l'exploration du pharynx impossible, deux selles liquides, abdomen non douloureux, pas de céphalalgie, pouls serré 95. (*Sangs.* 12, *au col.*)

2 *juin*. — Agitation très-grande, le taffetas ne s'applique plus exactement sur la peau, il est supporté avec peine, pouls 108.

3 *juin*. — Douleurs de gorge plus fortes, paupières très-gonflées, œil droit douloureux, pouls 83, céphalalgie. (*Sangs.* 8, *au larynx.*)

4 *juin*. — Ce matin déglutition plus facile, emplâtres supportés plus patiemment.

5 *juin*. — Les pustules de la face, restées à découvert, commencent à transsuder; celles des membres sont encore demi-transparentes, pouls 100.

6 *juin*. — Gonflement de la face considérable, le taffetas partout exactement appliqué, suintement purulent sur tous les points de la figure à découvert, plus de douleurs dans les membres, pouls 100. (*Bllon. gs. ter.*)

7 *juin*. — Le taffetas ramolli se détache du nez et des parties voisines, qui sont recouvertes par une croûte épaisse et molle; douleurs de gorge nulles, pouls 110.

8 *juin*. — Pustules des membres tendues, chaleur à la peau. Pas de transsudation.

9 *juin*. — Gonflement de la face bien moindre, conjonctive oculaire, saine, croûtes des parties nasales, sèches et dures, pustules des membres très-opaques, la plupart un peu flétries.

11 *juin*. — Le reste du taffetas est tombé hier. Les parties sous-jacentes offrent une croûte moins épaisse que celles du nez; pustules des membres ridées à demi-vides; état général bon.

16 *juin*. — Toutes les croûtes sont tombées; au-dessous, la peau est sillonnée de cicatrices enfoncées, inégales.

30 *juin*. — Peu à peu, les cicatrices prirent une coloration un peu brune.

Pendant 5 à 6 jours, légère diarrhée sans coliques. Sorti le 30 juin, n'éprouvant plus aucun symptôme de colique saturnine.

Quel fut, ici, l'effet des applications de taffetas, au 3.ᵉ jour de l'éruption ? La présence de ce taffetas dur et gommé, fut supportée avec beaucoup de peine. Il ne parut avoir aucune influence sur le gonflement du visage, qui, à l'époque de la suppuration, eut lieu comme à l'ordinaire : à cette période de la maladie, les portions de taffetas qui recouvraient le nez et les parties voisines des joues, se détachèrent, et au-dessous d'elles se trouva une croûte fort épaisse ; le reste demeura en place jusqu'à la dessication ; après sa chute, les parties auxquelles il adhérait offrirent une croûte beaucoup plus mince que sur le nez, et qui se détacha plus promptement, mais au-dessous de laquelle les cicatrices étaient aussi prononcées. En résumé, le masque de taffetas n'eut, dans ce cas, qu'un résultat fort douteux.

De nombreuses pustules se développèrent sur le bord des paupières ; une douleur assez vive se fit sentir dans l'œil droit ; mais, néanmoins, lorsque le dégonflement des parties permit d'explorer la conjonctive, elle parut tout-à-fait saine, et n'offrit rien qui pût indiquer qu'elle eût été le siége de la moindre inflammation.

Nous ferons observer, ici, la disparition des accidents causés par le plomb, et en particulier de ces douleurs violentes dans les membres, qui, depuis 3 semaines, malgré l'emploi d'un traitement énergique et approprié, n'offraient aucune diminution. On connaît le célèbre aphorisme d'Hippocrate : *Duobus doloribus simul obortis non eâdem tamen in parte vehementior alterum obscurat.*

Pour terminer nos observations, nous placerons ici l'autopsie de cet enfant qui mourut dans les salles de M. Lafont, au huitième ou neuvième jour de l'éruption, sans dévoiement et sans délire, si ce n'est le jour qui précéda sa mort,

Observation cinquième. — *Autopsie.*

L'éruption confluente sur la face et les membres est, au contraire, discrète sur le tronc.

L'épiderme qui recouvre les pustules, s'enlève facilement : il s'écoule alors un peu de sérosité ; mais la pustule conserve sa forme primitive. La matière qui la compose est une espèce d'exsudation pseudo-membraneuse d'une couleur grisâtre ; cette matière, de consistance gélatineuse, s'enlève de dessus la surface du derme, sans offrir la moindre résistance, si ce n'est à son centre, dans le point de la dépression. L'adhérence est là bien plus marquée, la matière exsudée y offre très-peu d'épaisseur, et forme un petit godet central, qui reste en place alors que, tout autour, la substance exsudée a disparu.

Au-dessous de cette exsudation, immédiatement à la surface du derme, existe une légère couche molle muqueuse.

Enfin, le derme vient lui-même : il est rosé, avec une injection ponctuée de très-petits vaisseaux. Au centre de la place occupée par la pustule, on remarque une petite élévation un peu conique, qui, à la loupe, offre une surface inégale, mamelonnée. Le sommet de ce petit cône répond précisément à la dépression centrale de la pustule, et c'est à lui qu'adhère d'une manière bien marquée la couche exsudée, qui, comme nous l'avons dit, est très-mince dans cet endroit.

Le voile du palais, un peu rouge et injecté, n'offre les traces que de deux ou trois pustules blanches, plates. Tout le pharynx est tapissé par un grand nombre de petites exsudations blanches, ayant assez bien l'apparence de pustules, mais tout-à-fait aplaties.

La muqueuse de l'œsophage est saine. Il en est de même de celle des canaux aériens.

L'aspect morbide du pharynx disparaît tout-à-coup sur la glotte.

Les deux poumons, le cœur, le foie et la rate, sont sains.

Un fait curieux dans cette autopsie, fut l'existence de pustules très-nombreuses dans le pharynx et circonscrites exactement dans cette cavité; l'éruption cessait brusquement, sans pénétrer ni dans la bouche ni dans l'œsophage, ni dans le larynx, seulement elle semblait se propager dans les fosses nasales. De semblables faits d'anatomie pathologique prouvent évidemment les différences qui existent dans l'organisation des diverses membranes muqueuses qui tapissent les cavités du corps.

Après avoir ainsi terminé nos observations, nous examinerons, en premier lieu, dans quelles circonstances se trouvaient nos malades au moment où l'affection débuta. Nous verrons d'abord, que le sujet de l'observation première jouissait d'une brillante santé, lorsque les premiers symptômes de la variole se manifestèrent; qu'il venait, il est vrai, de faire un voyage de 26 lieues à pied, mais que ce voyage pour un homme habitué à marcher comme l'est un vitrier ambulant, devait être peu de chose. Il faut noter cependant qu'il fut accompli pendant la période d'incubation de la maladie, qu'il avait nécessairement contractée à Rennes, où, au moment de son départ, régnait une épidémie de variole; mais, d'un autre côté, l'influence fâcheuse que pouvait exercer la fatigue du voyage, paraissait devoir être contrebalancée par le fait de son éloignement du foyer de l'épidémie; éloignement qui ne pouvait que lui être avantageux. Quoi qu'il en soit, les accidents se développèrent avec une grande intensité, et entraînèrent la mort au bout de dix jours.

Les trois autres malades semblaient en apparence dans des circonstances bien moins favorables; celui de l'observation deuxième sortait d'une pneumonie pour laquelle il avait été saigné plusieurs fois, il était encore faible, convalescent.

Le sujet de l'observation troisième se trouvait dans une position toute spéciale; il avait été vacciné, mais il était aussi lui à peine rétabli d'une pneumonie extrêmement grave, qui pendant plusieurs jours avait inspiré de grandes craintes pour son existence.

Enfin, dans l'observation quatrième, le malade était atteint déjà depuis long-temps d'une névrose saturnine, opiniâtre et intense, qui semblait devoir être sous l'influence de la variole une prédisposition aux accidents fâcheux.

Néanmoins, chez ces trois malades, l'affection ne s'accompagna d'aucun accident ataxique; elle suivit une marche régulière, quoique fort grave chez le n.º 4.

Chez le n.º 3, ainsi que cela a lieu chez les sujets qui ont été vaccinés, elle se termina comme une varioloïde, et comme une varioloïde très-bénigne.

Une circonstance qu'il faut noter ici, c'est que nos trois derniers malades n'avaient point été soumis, au moment où ils contractèrent la maladie, à une constitution épidémique comme le n.º 1. Je sais bien qu'on pourra objecter qu'il régnait dans la salle une véritable épidémie de variole, mais cette épidémie locale n'exerçait peut-être pas une influence aussi fâcheuse qu'une constitution épidémique générale, qui prépare de longue date à la maladie.

On pourrait, je crois, assimiler nos malades à ceux à qui jadis on inoculait la variole dans un moment où rien ne les y prédisposait.

Peut-être aussi les saignées qui avaient été pratiquées à nos n.ᵒˢ 2 et 3 dans leur pneumonie, loin d'être pour eux une circonstance défavorable, furent-elles, au contraire, une préparation avantageuse.

Ce qu'il y a de certain*, c'est que chez le n.º 4, auquel on n'avait point pratiqué d'émission sanguine comme aux deux autres, la maladie fut beaucoup plus grave.

Je sais bien que de tout ce qui précède, on ne peut rien conclure, cependant il est évident, je crois, que les dispositions dans lesquelles se trouve le malade au moment où la variole l'atteint, doivent influer beaucoup sur la marche et l'issue de la maladie.

« Je suis persuadé , dit Huxam , que si l'on était pré-
paré régulièrement, lorsqu'on est attaqué de la petite-
vérole naturelle , la plus grande partie de ceux qui
l'ont , n'éprouveraient que des varioles bénignes , car
il n'est pas douteux que les plus mauvaises espèces de
petite-vérole ne doivent leur origine qu'à la surabon-
dance du sang , à l'acrimonie des humeurs , souvent
même aux erreurs que le malade commet dans la diète
et l'exercice, après avoir pris l'infection. C'est surtout
de ces erreurs qu'on doit garantir ceux qu'on a inoculés.
De là le grand succès de l'inoculation. »

Un fait bien remarquable , et que l'on observe dans la
variole , ainsi que dans plusieurs autres maladies , c'est
cette période d'incubation pendant laquelle un sujet qui,
dans quelques jours , va être en proie à des accidents
souvent mortels, semble jouir de la meilleure santé possible jusqu'au moment où la maladie apparaît quelquefois avec la plus grande énergie dès son début. Ainsi ,
dans l'observation première, le malade puise le germe
de sa fatale maladie à Rennes, et ce germe se développe
avec tant de silence, il reste tellement inaperçu, que
le malade fait un voyage de 26 lieues, sans qu'aucun
symptôme précurseur le force à interrompre sa route.

Le n.° 1.er meurt le 30 avril , et ce n'est que le 4
mai que le n.° 2 commence à éprouver les symptômes
d'invasion de la variole ; jusqu'à ce jour , la convalescence de la pneumonie dont il avait été atteint, avait
marché rapidement, sans que le moindre accident fût
venu la troubler.

Que se passe t-il dans cette mystérieuse période ? Sur
quels organes le principe morbifique exerce-t-il son ac-
tion délétère ?

Ce sont là des questions auxquelles, dans l'état actuel
de la science, il est, je crois, impossible de répondre, si
ce n'est par des hypothèses plus ou moins ingénieuses.
Ce qui semble bien certain , c'est que la majorité d'entre
nous, apporte en naissant des dispositions particulières
à contracter un certain nombre de maladies , dispositions

qui s'accordent avec la plus brillante santé, et qui attendent, pour donner signe d'existence, qu'une occasion favorable se présente.

Ces dispositions persistent pendant les différentes périodes de la vie, et chacune d'elles ne disparaît que lorsque la maladie qu'elle tendait à favoriser, s'est développée. Une seule jusqu'ici, celle de la variole, a pu être annihilée autrement que par sa maladie propre, si on peut s'exprimer ainsi, au moyen de la vaccine.

Peut-être me reprochera-t-on de revenir à d'anciennes théories depuis long-temps regardées comme absurdes, alors qu'on me dise pourquoi, lorsqu'on a une pneumonie, un érysipèle, un exéma, un pemphigus, non-seulement on ne peut se regarder comme débarrassé à jamais de la crainte de ces maladies, mais au contraire on est plus exposé qu'un autre à s'en voir atteint. Il y a évidemment quelque chose de spécial dans la variole. Du reste, une chose fort remarquable dans les maladies dont je parle, c'est que, dans toutes, il se fait un mouvement critique, un mouvement d'expulsion vers la peau ou vers les muqueuses qui, comme chacun sait, sont les grandes voies par lesquelles l'organisme se débarrasse des causes morbides.

C'est ce qui a lieu dans la rougeole, la scarlatine, la variole, la coqueluche, où il se fait une sécrétion bronchique d'une nature particulière, etc.

Certainement, je suis bien loin de vouloir dire que nos fluides contiennent, tout formés avant la maladie, les matériaux morbides qui doivent être expulsés par l'éruption; mais cependant il est curieux de voir cette éruption co-exister avec la disparition d'une disposition à contracter une maladie.

Considérant l'éruption comme un mouvement d'expulsion, un mouvement pour ainsi dire critique, on doit en conclure que je regarde la variole comme une maladie dont la cause première n'est pas dans les symptômes morbides de la peau, j'avoue que telle est ma manière de voir, et voici quelles sont les raisons sur lesquelles je me fonde.

La fièvre et les accidents d'invasion précèdent toujours de trois ou quatre jours au moins l'éruption cutanée ; la peau , examinée avec la plus grande attention possible pendant cet intervalle de temps, n'offre aucun symptôme morbide qui puisse expliquer la réaction. On a voulu , je le sais, attribuer la présence de la fièvre à la toux, au coryza, mais souvent ces symptômes n'existent pas , et le praticien le plus éclairé dont l'attention n'est pas appelée sur la variole par l'existence actuelle d'une épidémie de cette maladie, reste dans la plus grande incertitude pendant ces premiers jours , sans pouvoir assigner aux accidents qu'il a sous les yeux , aucune cause locale.

Le petit nombre d'observations qui font le sujet de ce travail, suffit pour nous prouver le fait que nous avançons.

Je sais bien que l'éruption pustuleuse , lorsqu'elle est accomplie , donne souvent elle-même lieu à des accidents ; mais enfin ce n'est pas elle qui doit être regardée comme la cause première de la maladie.

Une seconde preuve, tendant à démontrer que la variole n'est pas une simple maladie de la peau , c'est que tous les médecins s'accordent généralement à regarder comme dangereux les moyens thérapeutiques qui tendraient à contrarier le développement des pustules cutanées , et comme une circonstance défavorable et fâcheuse , l'apparition incomplète de ces pustules. Cependant, si la variole dépendait entièrement de l'existence de l'éruption , l'indication ne devrait elle pas être de s'opposer , autant que possible, à son apparition , et ne devrait-on pas se féliciter toutes les fois que l'éruption semblerait vouloir avorter.

Enfin, dans le cours d'une épidémie de variole, on voit quelquefois tous les phénomènes qui constituent les prodromes se terminer par une sueur abondante , d'une odeur particulière, et sans que l'éruption se manifeste ; c'est ce que l'on a nommé fièvre variolique *sans matière*, et l'on assure que ce simple appareil de prodromes suffit pour préserver de la variole comme s'il y avait eu éruption. Il est donc impossible de regarder la variole comme simplement le résultat de l'inflammation pustuleuse de la peau. Il y a dans cette maladie une altération primitive qui nous échappe comme bien d'autres, et dont nous ne connaissons encore ni la nature ni le siége ; mais, évidemment, l'éruption à la peau n'est qu'un effet souvent formidable, souvent mortel il ést vrai, quoique pour cela il n'en soit pas moins un effet. Une chose fort remarquable dans nos observations, ce fut la bizarrerie et la diversité des symptômes d'invasion de la maladie.

Chez le n.° 1, on observa les accidents décrits par les auteurs, céphalalgie, nausées, fièvre, lassitude et douleur dans les membres.

Chez le n.° 2, des accès de fièvre avec frissons, chaleur et sueur, analogues à des accès de fièvre intermittente.

Chez le n.° 3, à la suite d'une faiblesse, les accidents d'invasion furent des épistaxis se renouvelant fréquemment et s'accompagnant de bouffissure du visage et de fièvre. Enfin, chez le n.° 4, la maladie débuta par une douleur de tête intense, avec frissons, coliques, redoublement de douleurs des membres, et fièvre.

Cela seul, en montrant combien la même maladie diffère chez les différents sujets, suffirait pour prouver combien il est difficile de faire de bonne statistique médicale. Passons maintenant à l'examen de l'éruption cutanée.

Dans les autopsies que nous avons eu l'occasion de faire, voici ce que nous avons reconnu :

1.° L'épiderme qui recouvre les pustules, conserve son épaisseur normale; mais il est ramolli, se déchire et s'enlève avec la plus grande facilité. Lorsqu'on l'incise à la base de la pustule, il s'écoule une petite quantité de sérosité.

2.° L'épiderme enlevé, la pustule conserve encore entièrement sa forme primitive déprimée au centre, à l'aide d'une substance speudo-membraneuse, déposée à la surface du derme ; cette substance est de consistance gélatineuse, mais qui varie beaucoup dans les différents cas. Elle se sépare facilement du derme sous-jacent, si ce n'est dans sa partie centrale déprimée. En effet, dans ce point, elle offre un petit godet mince et qui reste encore en place alors qu'on a fait disparaître tout autour la substance exsudée.

3.º Au-dessous de cette dernière, sur le derme, existe une légère couche rougeâtre, sanieuse, sans consistance, et qui s'enlève par le moindre grattage.

4.º Le derme paraît à nu, il offre une teinte rosée avec une injection ponctuée de très-petits vaisseaux. Au centre on remarque une petite élévation d'une forme un peu conique, qui, à la loupe, offre une surface inégale, mamelonnée. C'est au sommet de ce petit cône qu'adhère le godet central dont nous avons parlé tout à l'heure.

5.º Enfin, le derme a sa consistance ordinaire et sa rougeur est tout à fait bornée à sa surface.

Nous voyons, d'après cela, que la dépression centrale des pustules est due à ce que la substance exsudée est dans sa partie moyenne très-mince et adhérente au sommet de la petite éminence conique du derme.

L'épiderme ne contribue en rien à la forme ombiliquée des pustules, et, lorsque, comme cela a lieu si souvent, elles ne sont pas déprimées, cela tient à l'état plus fluide de la matière exsudée, et à la non existence du disque central.

Les poils n'ont aucune influence sur la forme de la pustule variolique, et on les voit la traverser sans lui faire subir aucune modification.

Le mode de terminaison des pustules de la variole n'a pas, je trouve, été jusqu'ici décrit d'une manière bien satisfaisante.

J'en distingue deux bien différents l'un de l'autre, et auxquels on peut donner les noms de dessiccation extra-pustulaire et de dessiccation intra-pustulaire.

1.º Dessiccation extra-pustulaire, la matière contenue

dans les pustules après être restée quelques jours en contact avec le derme, y détermine par ses qualités nuisibles une vive irritation, la pustule se gonfle, s'entoure d'un cercle inflammatoire, d'un rouge écarlate ; la peau est chaude, elle se tend, se tuméfie, le pouls s'accélère, la surface de la pustule devient humide, laisse suinter et transsuder une partie de son contenu qui se transforme à l'air en une croûte. Cette croûte surmonte la pustule, peu à peu elle augmente d'épaisseur et de largeur ; et, lorsque l'éruption est confluente, elle se réunit aux croûtes des pustules voisines. Pendant quelques jours, elle reste humide, exhalant une odeur douceâtre, désagréable, puis elle se dessèche et noircit ; enfin, au bout d'un temps plus ou moins long, elle tombe et laisse au-dessous d'elle des cicatrices enfoncées, gaufrées, plus ou moins difformes. Dans ce mode de dessiccation, l'inflammation du derme se termine par ulcération ; cette ulcération secrète du pus, et c'est ce pus qui, s'unissant à la matière déjà contenue dans la pustule, la distend, ramollit l'épiderme, finit sans doute par le rompre et le détruire, transsude à l'extérieur, se dessèche à l'air, et forme des croûtes qui ne se détachent que lorsque les ulcérations du derme, après avoir suppuré plus ou moins long-temps, finissent par se cicatriser.

Ainsi donc, lorsqu'on voit la pustule se distendre et sa surface devenir humide, puis se recouvrir d'une croûte, on peut être sûr qu'au-dessous on trouvera une cicatrice enfoncée, dont la profondeur sera généralement en raison de l'épaisseur de la croûte qui la recouvre.

L'autre mode de dessiccation que je nomme intra-pustulaire a lieu surtout sur les sujets qui ont déjà eu la variole, ou qui ont été vaccinés ; c'est ce mode de terminaison qui s'observe dans ce qu'on appelle la varioloïde ; mais on peut aussi trouver la dessiccation intra-pustulaire chez des sujets non vaccinés, et n'ayant jamais eu d'affection varioleuse antécédente ; c'est ce qui eut lieu chez notre n.º 4 ; quelquefois, comme chez ce malade, la dessiccation est en même temps extra-pustulaire sur la face, et intra-pustulaire sur les membres. Souvent, dit Cullen, la matière pustuleuse sur les bras et les mains est absorbée; de telle sorte qu'au fort de la maladie, ces pustules semblent vides. Dans ce mode de terminaison, la substance contenue dans la pustule, n'ayant pas des propriétés aussi irritantes, et l'inflammation du derme n'étant peut-être pas primitivement aussi intense, il ne se forme pas d'ulcération, et, par suite, pas de sécrétion de pus, qui distende la pustule. Le cercle rouge, loin d'acquérir une couleur plus tranchée, prend une teinte violacée et disparaît. La peau ne se tuméfie pas, le pouls reste calme, la surface de la pustule sèche, n'offrant pas la moindre transsudation; elle devient d'un blanc tout-à-fait mat, molle, flasque, se ride, revient sur elle-même, et, lorsqu'on la déchire, on la trouve seulement à moitié remplie par une substance blanche demi-concrète. Enfin, elle se dessèche rapidement, formant une croûte très-petite et très-dure, qui, en tombant, laisse voir non plus une cicatrice enfoncée, inégale, plus ou moins difforme, mais au contraire une légère saillie d'une couleur rouge. De sorte que, comme nous l'avons dit, dans ce mode de dessiccation, il n'y a pas eu d'ulcération du derme, et que l'on n'a point à craindre de cicatrice difforme et enfoncée ; en effet, cette saillie, que l'on observe après la dessiccation de la croûte, n'est autre chose que la petite éminence conique du derme, et sa conservation prouve évidemment qu'ici il n'y a point eu ulcération de la membrane cutanée, comme dans la dessiccation extra-pustulaire, à la suite de laquelle non-seulement on ne retrouve plus la saillie conique du derme, mais où elle est remplacée par une cicatrice plus ou moins enfoncée.

On a beaucoup discuté sur la question de savoir si la variole et la varioloïde étaient deux états morbides différents, ou seulement la même maladie modifiée.

Je suis tout à fait de cette dernière opinion.

Il est des personnes tellement prédisposées à contracter la variole, que cette prédisposition ne peut être complètement détruite, mais seulement modifiée et diminuée par la vaccine, ou par une variole antécédente ; il en résulte que , lorsque de telles personnes s'exposent à la contagion variolique , elles contractent une nouvelle maladie éruptive qui, en raison des modifications que leur disposition à contracter la variole a éprouvée , présentera quelques caractères particuliers, mais n'en restera pas moins une véritable variole.

Si nous examinons quelles sont les différences qui existent entre la variole et la varioloïde, nous verrons qu'elles ne consistent que dans la manière dont se font la suppuration et la dessiccation ; les symptômes de prodromes , d'éruption et l'aspect des pustules sont entièrement semblables dans ces deux maladies, au point qu'il est impossible, avant la suppuration et d'après le seul examen du malade, de décider si l'affection se terminera comme une variole ou comme une varioloïde , ce n'est qu'en apprenant que le sujet a été vacciné , ou qu'il a déjà eu la petite-vérole, qu'on peut porter un pronostic avec quelque assurance. Au contraire, vers l'époque de la suppuration qui arrive ordinairement plutôt dans la varioloïde que dans la variole , on voit, dans la première de ces maladies, sans accélération du pouls, sans augmentation de la chaleur à la peau , s'opérer rapidement la dessiccation des pustules, et par le mode que nous avons nommé intra-pustulaire ; tandis que, dans la variole , la suppuration et la dessiccation ont toujours lieu au moins sur la face par le mode extra-pustulaire, se prolongeant bien plus long-temps, s'accompagnant de fièvre, et souvent d'accidents très-graves.

Voilà quelles sont les seules différences qui séparent la variole et la varioloïde l'une de l'autre, généralement aussi les pustules sont bien moins nombreuses dans la varioloïde que dans la variole, quoique, dans quelques cas, cependant, elles soient très-nombreuses dans la varioloïde.

Malgré les différences dans le mode de dessiccation , je suis porté, comme je l'ai dit, tout à l'heure , à regarder la variole et la varioloïde comme de nature identique , et deux faits puisés dans les observations que nous avons recueillies, tendent bien à soutenir mon opinion ; nous voyons le malade, n.° 3, contracter une varioloïde, tandis que le n.° 2 était couché, avec la variole, dans le lit voisin du sien, et lorsqu'il n'y avait pas un seul malade atteint de varioloïde dans la salle. On ne peut ici refuser d'admettre que la varioloïde soit née de la variole; or, on ne conçoit pas qu'une maladie contagieuse en produise une qui ne soit pas de même nature qu'elle.

Chez notre n.° 4, toutes les pustules du tronc se terminèrent absolument comme dans la varioloïde, par la dessiccation intra-pustulaire, en suivant seulement une marche un peu plus lente, tandis que sur la face et le cou il y eut véritable suppuration variolique ; or, n'est-il pas impossible de supposer qu'il y ait eu en même temps deux maladies différentes, l'une régnant sur la face, et l'autre sur les membres et le tronc.

Enfin, quoi qu'en ait dit M. Gendrin, il est maintenant prouvé par les expériences de MM. Dugast et Lafont Gonzi, que l'inoculation de la varioloïde peut donner naissance à une variole légitime plus ou moins grave.

D'après cela, il est je crois permis de conclure que la variole et la varioloïde sont absolument de même nature, que seulement lorsque la maladie atteint un sujet vacciné ou ayant eu une première éruption, elle produit des pustules renfermant une matière moins âcre, et que cette matière, en contact avec le derme, ne donne lieu à aucune ulcération de cette membrane, ulcérations auxquelles j'attribue la fièvre, la transsudation du pus et la formation des croûtes extra-pustulaires qui constituent la variole et la distinguent seules de la varioloïde.

Après avoir étudié, comme nous venons de le faire, ce qui a rapport à l'éruption cutanée, nous aurions maintenant à examiner ce qui se passe du côté des membranes muqueuses; mais, pour éviter d'ennuyeuses répétitions, je me bornerai à renvoyer aux autopsies des n.°ˢ 1 et 5. Cependant une circonstance sur laquelle je ne puis m'empêcher d'appeler un instant l'attention, c'est la durée des pustules varioleuses des muqueuses, bien moindre que

celle des pustules cutanées. Ainsi, chez notre n.° 2,
dès le neuvième jour de l'éruption, toutes les taches
pseudo-membraneuses avaient disparu avec la gène de
la déglutition , et l'on n'apercevait en explorant les parties que quelques plaques rouges que l'on ne retrouvait
plus le lendemain. Notre n.° 4, le dixième jour de l'éruption, ne ressentait plus aucune gêne dans la gorge.

On conçoit fort bien cette disparition plus rapide des
pustules développées sur les muqueuses. En effet , dans
la bouche et le pharynx, l'exsudation n'est recouverte
que par un épithélium bien plus mince, bien moins
résistant que l'épiderme cutané ; et, dans le larynx et
les voies aériennes, cet épithélium devient de plus en
plus fin et ténu ; il doit, par conséquent, céder facilement
et permettre la prompte expulsion de la matière exsudée. D'ailleurs, la période de dessiccation n'existe pas,
et la muqueuse sousjacente aux pustules, ne s'ulcère
pas comme le fait le plus souvent la peau. Il faut, peut-
être, l'attribuer à ce qu'elle est moins long-temps en
contact avec la matière qui remplit la pustule.

Chez notre n.° 2 et chez le n.° 4, les accidents du côté
des muqueuses furent combattus par des applications de
sangsues. Ces saignées locales ne parurent pas avoir
d'influence sur la durée des pustules, ni sur leur marche;
mais nous remarquerons que, généralement après chaque
application, les malades éprouvèrent du soulagement
dans les douleurs et une moindre gêne dans la déglutition.

Un dernier fait intéressant, c'est la lésion que présenta l'intestin chez notre n.° 1er.

N'est-il pas curieux de retrouver ainsi, dans une variole, une lésion pathologique de l'intestin grêle, offrant
la plus grande analogie avec celle que l'on rencontre
chez un individu mort de fièvre typhoïde après 12 jours
de maladie comme notre sujet; et peut-on raisonnable-
ment regarder comme cause essentielle de l'affection
typhoïde une altération anatomique que l'on retrouve
comme accessoire chez un sujet qui succombe à la variole.

A. MAHOT, D.-M.P

Nantes, Imprimerie de Camille Mellinet.—28,637.